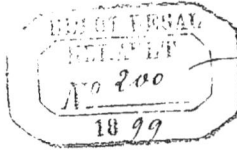

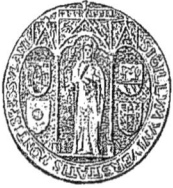

Dr P. ABEILHOU

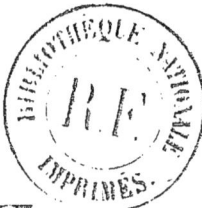

Sur les

Formes artérielles

de la Syphilis cérébrale

MONTPELLIER

GUSTAVE FIRMIN ET MONTANE

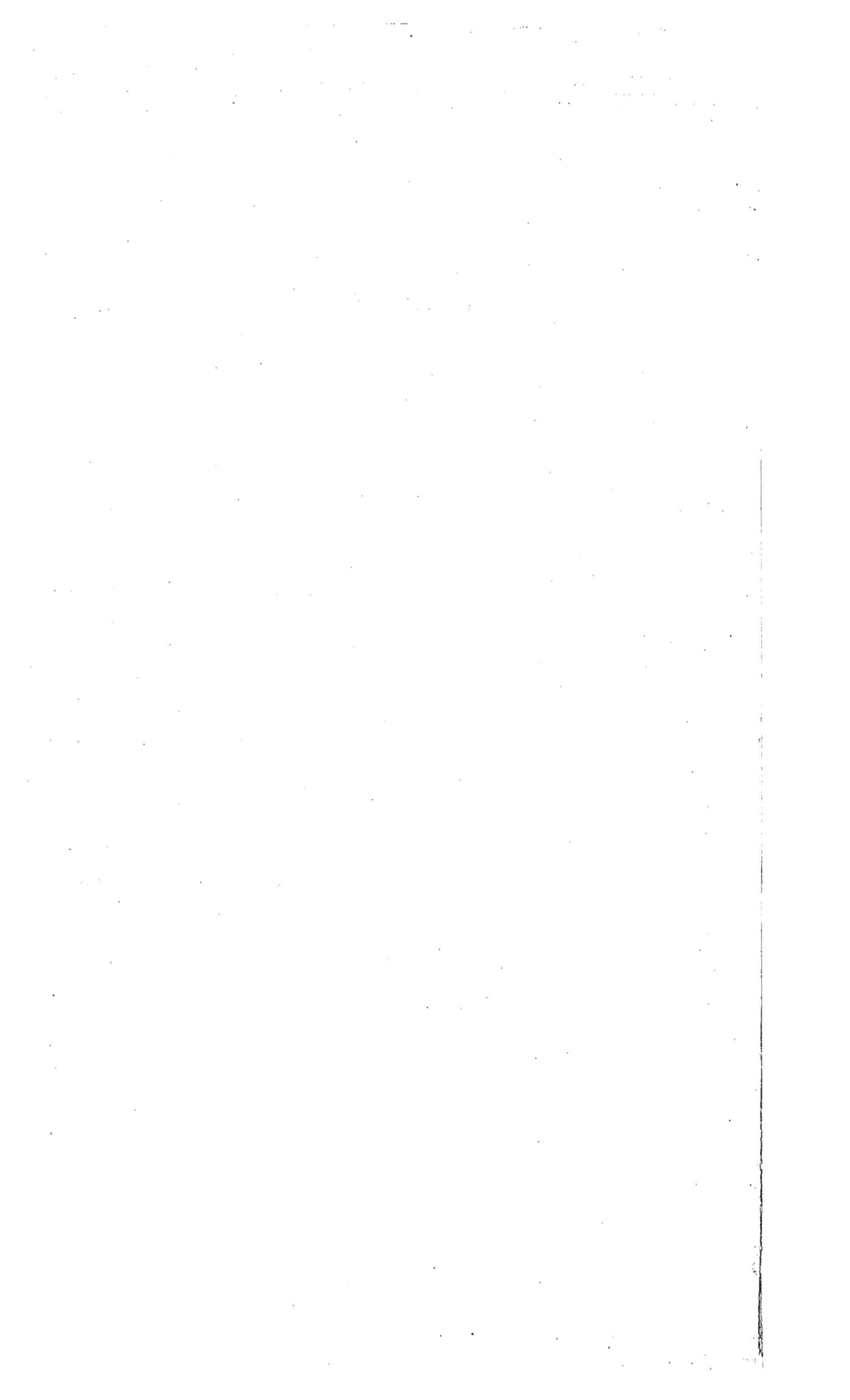

SUR LES

FORMES ARTÉRIELLES

DE LA

SYPHILIS CÉRÉBRALE

PAR

P. ABEILHOU

DOCTEUR EN MÉDECINE

EX-INTERNE DES HOSPICES CIVILS DE BAYONNE

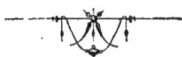

MONTPELLIER

IMPRIMERIE Gustave FIRMIN et MONTANE

Rue Ferdinand-Fabre et quai du Verdanson

—

MDCCCXCIX

A la mémoire de mes Grands-Parents

A mon Père et à ma Mère

A ma Sœur et à mon Beau-Frère

A mon oncle, Henri de Castelbon

A tous mes Parents

A tous mes Amis

P. ABEILHOU.

INTRODUCTION

Dans le cours de notre internat aux hospices civils de Bayonne, sous l'habile direction des docteurs Lasserre et Chevillon, nous eûmes l'occasion d'observer un cas intéressant d'artérite cérébrale syphilitique. Depuis, de retour à Montpellier, dans les services de MM. les professeurs Grasset, Carrieu et Vires, il nous fut donné d'observer quelques cas analogues. C'est ce qui nous détermina, sur les conseils de M. le professeur-agrégé Vires, à choisir le sujet de notre thèse. Ce sujet nous intéressant au plus haut point, notre intention, — au début, — était de traiter les formes cliniques de l'artérite cérébrale syphilitique, et de faire, — sur ce point, — une revue générale. Nous avions déjà recueilli, sur les conseils de M. le professeur Mairet, de nombreuses observations relatives aux formes mentales, aphasiques, hémiplégiques de l'artérite cérébrale syphilitique, quand, — malheureusement, — des raisons sérieuses de famille sont venues nous obliger à restreindre notre sujet. Et si, pressé par le temps, nous n'avons pas aujourd'hui le plaisir de soumettre à l'appréciation de nos juges le travail que nous avions précédemment choisi, nous espérons que MM. le membres du jury voudront bien nous accorder leur bienveillance.

Aidé des conseils de M. le docteur Gibert, — chef de

clinique médicale, — que nous remercions sincèrement des preuves de sympathie qu'il nous a témoignées en cette circonstance, nous avons choisi pour sujet de notre thèse les formes artérielles de la syphilis cérébrale.

Nous manquerions à notre devoir d'élève et de fils si, — avant d'aborder ce modeste travail, — nous n'adressions à tous ceux qui ont contribué à mener à bonne fin nos études médicales, avec nos plus sincères remerciements, l'assurance de notre entière reconnaissance.

Qu'il nous soit permis de remercier particulièrement M. le professeur Grasset d'avoir accepté la présidence de cette thèse. Nous remercions aussi M. le professeur-agrégé Vires des témoignages de sympathie qu'il n'a cessé de nous prodiguer, et que M. le professeur Ville veuille bien agréer l'expression de notre respectueuse reconnaissance pour les encouragements et les conseils qu'il nous a toujours donnés dans tout le cours de nos études médicales.

Qu'il nous soit permis, enfin, de donner un témoignage public de reconnaissance à tous les nôtres : à notre père et notre mère pour les sacrifices qu'ils se sont imposés ; à notre sœur et à notre beau-frère pour leur dévouement sans limites ; à nos excellents amis, les docteurs Cauvy et Mayenobe, et MM. Gabriel Renoux et Marcel Delon, pharmaciens de première classe,

Vers tous, vont notre affection et notre reconnaissance !

PLAN DU TRAVAIL

La diversité des types cliniques que crée la syphilis dans ses localisations cérébrales est infinie. Cette diversité tient, dans une faible mesure, à ses multiples formes anatomiques, et dépend surtout des réactions originales des différents territoires cérébraux vis-à-vis des lésions qui les affectent. Chaque région de l'encéphale fait un syndrome à elle.

Dans cet ensemble immense, qui comprend, on peut le dire, toute la pathologie cérébrale, nous avons choisi, comme prétexte à cette revue générale, la forme artérielle de la syphilis dans la zone psycho-motrice.

Et ce qui nous a déterminé à choisir ce chapitre plutôt qu'un autre, c'est qu'à l'appui de presque tous les paragraphes, nous pourrons offrir plusieurs observations inédites, recueillies dans les divers services hospitaliers.

Après un historique sommaire et un chapitre d'étiologie forcément banal, nous arriverons à la partie clinique qui est, de nous, la plus connue et sur laquelle nous nous étendrons longuement. Pour une raison inverse, nous passerons rapidement sur l'anatomo-pathologie, nous réservant de fournir quelques détails, pour terminer, sur le traitement de la syphilis cérébrale par les injections sous-cutanées de sels mercuriels.

Ce travail n'a aucune prétention à l'originalité. La question de l'artérite cérébrale syphilitique a été, depuis plusieurs années déjà, l'objet de nombreux et remarquables travaux qui laissent peu de place aux choses nouvelles.

Toutefois, nous avons pensé qu'il serait intéressant d'ajouter de nouveaux cas à ceux déjà publiés et d'attirer l'attention sur les particularités que comporte toute histoire clinique.

Notre part la plus personnelle dans ce travail est celle qui a trait à la rédaction des observations.

FORMES ARTÉRIELLES

SYPHILIS CÉRÉBRALE

CHAPITRE PREMIER

HISTORIQUE

L'historique des artérites cérébrales syphilitiques est de date récente. Fournier n'a-t-il pas dit, en parlant des lésions cérébro-artérielles que produit la syphilis, que c'était une « science d'hier et d'aujourd'hui » ? En 1720, Ulrich de Hutten signale le premier l'influence de la syphilis sur la paralysie et l'apoplexie ; plus tard, Franck range la vérole parmi les causes de la paraplégie. En 1733, Housten décrit certaines paralysies accompagnées d'incontinence des matières fécales et d'impuissance dues à la syphilis. En 1740, Astruc, le premier, attira plus particulièrement l'attention sur les troubles circulatoires de l'encéphale résultant de la présence de néoplasmes syphilitiques à l'intérieur du crâne. Après lui, Paracelse et presque tous les syphiligraphes qui vécurent jusqu'à la fin du XVIIIe siècle mirent sur le compte de la syphilis non seulement l'épilepsie et la manie, mais l'asthme, la phtisie, le rhumatisme.... Ces exagérations de la fin du siècle ne tardèrent pas à être suivies au début du siècle suivant de nouvelles exagérations. Mais, tandis qu'auparavant, on accusait la vérole de tous les méfaits, au début du XIXe siècle, les auteurs, par un esprit de réaction excessive, considérèrent les centres nerveux comme étant à l'abri du virus syphilitique (J. Hunter), aussi bien que le cœur et les viscères abdominaux. Astley Cooper, suivant les idées de Hunter, dit que « le cerveau est un de ces tissus qui ne paraissent pas susceptibles d'être altérés par l'influence du virus vénérien». (*Œuvres chirurgicales*, 1835). En 1861, le professeur Lasègue soutient la même thèse. Enfin, l'anatomie pathologique, sans laquelle tout restait dans le domaine dès hypothèses pures, est venue éclairer d'un jour tout à fait nouveau l'étude de la syphilis cérébrale et des artérites cérébrales syphilitiques. Et c'est à Virchow (1) que revient l'honneur d'avoir établi par l'anatomie pathologique les caractères généraux des néoformations syphilitiques dans les divers tissus et dans les centres nerveux par action directe ou indirecte. Dietrich (1849), Gildemester et Goyack (1854), Esmarck (1857), Virchow (1859), Meyer (1862), relatèrent des cas de syphilis cérébrale causés par une altération des carotides ou des artères intra-crâniennes. Wilks, en 1863, et l'école anglaise ont fort attiré l'attention sur cette question toute contemporaine.

Ces dernières étaient transformées en cordons fibreux

---

(1) Virchow. — *Virchow's Archiv.*, Bd. XV, page 217.

contenant dans leur intérieur des coagulations sanguines. Sternberg exposa, en 1866, ses recherches sur les affections syphilitiques du cerveau d'origine vasculaire. D'après lui, la cause du ramollissement de l'encéphale est le processus athéromateux que la syphilis a une si grande tendance à produire dans les vaisseaux encéphaliques. En 1863, M. Wilks relata plusieurs cas d'altérations syphilitiques des artères cérébrales de la base.

M. Bristowen, en 1864, rapporta des cas de lésions artérielles syphilitiques dans la syphilose cérébrale (oblitération de l'artère carotide et de ses branches par des cordons fibreux adhérents à la paroi vasculaire). Lancereaux, en France, fit le premier des recherches d'une grande importance sur l'artério-sclérose gommeuse des artères du cerveau. Dans un travail fait en collaboration avec M. Gros, il démontra l'existence de l'artérite spécifique, indiqua ses premières conséquences cliniques et son siège préféré sur les artères cérébrales. En 1863, Muller rapporte 5 cas de ramollissement cérébral par artérite cérébrale syphilitique. En 1874, Heubner (1) dit que, sur 164 autopsies de cerveaux syphilitiques, il trouva 68 gommes, 48 artérites spécifiques, 36 méningites syphilitiques. En 1875, Charcot s'occupa de l'artérite cérébrale syphilitique et ses idées furent reproduites dans la thèse du Dr Rabot. M. Greenfield, en 1877, observa en 2 ans 20 cas de syphilis viscérale suivis de mort, sur lesquels, dans 3 cas, il rencontra des lésions cérébrales d'artérite. Aussel-Brault (1878), Cornil (1877), étudièrent l'artérite cérébrale syphilitique au point de vue anatomo-patholo-

_____

(1) Heubner, Die luestiche Erkrankungen der Hiernarterien. Leipzig, 1874.

gique. En 1879, Fournier publie ses admirables leçons sur la syphilis cérébrale et y étudie les rapports des altérations du cerveau avec l'artérite syphilitique.

En 1883, M. Balzer (1) publie l'observation d'un syphilitique chez lequel, à l'autopsie, il trouva des lésions spécifiques de l'artère cérébrale antérieure.

Puis sont venus les travaux de Gaudichier (1886), de Rümpf (1887), de Ziemssen (*Syphilis du système nerveux* (1880), de Baudoin (1889), de Ch. Mauriac (1890), de Gajkiewicz (1892), qui renferment la substance de la doctrine moderne sur ce sujet.

En envisageant dans un coup d'œil d'ensemble cet historique, on voit qu'on peut le diviser en trois grandes périodes :

La première, antérieure à notre siècle, est une période de confusion, où le mal vénérien est mis en cause à propos de tout.

La seconde période, comprise dans la première moitié de ce siècle, est une phase de réaction, où on exagère en sens inverse le rôle étiologique de la syphilis dans les lésions cérébrales. Hunter déclare que le cerveau est à l'abri du mal vénérien, et cette idée trouve un défenseur tout contemporain dans Lasègue.

Enfin la dernière période, anatomo-pathologique, avec Virchow, Lancereaux, Heubner, met les choses au point. Elle est tout entière résumée dans le livre de Fournier : « La syphilis du cerveau ».

---

(1) Balzer, *Archives de physiologie,* page 91.

CHAPITRE II

ETIOLIOGE

On peut dire que rien ou presque rien dans l'étiologie de l'artérite cérébrale syphilitique n'est particulier à la syphilis.

En effet, la syphilis relève, dans ses localisations, de cette loi, universellement acceptée aujourd'hui, que les manifestations des maladies infectieuses sont sollicitées vers les *loci minoris resistentiæ* constitués antérieurement, vers les organes surmenés et mis en état d'opportunité morbide.

I. Tout le monde sait que les surmenés du cerveau font des formes cérébrales de leurs infections, que cette infection soit aiguë comme la dothiénentérie, la bacillose, ou qu'elle soit chronique, comme la bacillose encore ou la syphilis.

Dans ces causes d'appel de la maladie vers un organe déterminé, il faut, bien entendu, faire entrer en ligne de compte les prédispositions héréditaires. Les organes en état d'infériorité chez les ancêtres se retrouvent en état ordinaire de plus grande réceptivité morbide chez les descendants. Ici encore, c'est une banalité de dire que les fils d'aliénés, d'épileptiques, de paralytiques généraux seront des victimes toutes désignées pour la syphilis cérébrale, dans sa forme artérielle comme dans sa forme gommeuse.

II. Enfin, s'il est une cause qui paraisse plus que toute autre, une fois la prédisposition viscérale constituée, destinée à prêter la main à la syphilis dans ses manifestations, c'est l'insuffisance du traitement. M. le professeur Fournier, dans ses leçons sur la « syphilis du cerveau », a affirmé depuis longtemps sa conviction que le traitement, institué à temps et suivi sérieusement, atténuait, reculait et prévenait souvent les phénomènes viscéraux.

La notion d'une pareille puissance thérapeutique n'est malheureusement pas un fait banal en pathologie.

III. On avait voulu, autrefois, établir un rapport de gravité entre le chancre initial et les accidents ultérieurs. Cette idée a été reconnue fausse, et on peut dire, avec quelque apparence de paradoxe, que le contraire est devenu vrai. Ce sont les chancres légers, les chancres « de rien », les petites écorchures ou les chancres extra-génitaux, insoupçonnés dans leur nature spécifique, qui produisent le plus d'accidents nerveux. On comprend facilement pourquoi : ces phénomènes initiaux passent inaperçus ou presque inaperçus des malades, et le traitement en souffre dans son intensité comme dans sa durée. Beaucoup de gens, même avertis de la présence d'un accident syphilitique, proportionnent leur obéissance aux prescriptions médicales à la gravité apparente des symptômes observés — et cela, d'autant plus que la syphilis n'est pas une maladie douloureuse à proprement parler.

Dans toutes nos observations, et dans la plupart de celles publiées antérieurement, on retrouve cette insuffisance constante du traitement mixte

IV. Enfin, la syphilis est souvent aidée par d'autres causes morbides dans ses manifestations cérébro-artérielles ; le paludisme, l'alcoolisme où la sénilité lui prêtent main forte.

Dans bien des cas, on est embarrassé pour savoir si les lésions observées doivent être mises sur le compte de l'athérome ou de la syphilis, surtout quand l'âge du malade rend possible la mise en jeu des lésions vasculaires de nature athéromateuse.

Pour conclure à l'unicité de nature des lésions cérébrales, il faut donc que toutes ces causes de vascularites (alcool, plomb, sénilité) soient éloignées. Cette épuration restreint un peu le domaine privé exclusif de la syphilis, mais laisse encore un champ immense d'observation.

CHAPITRE III

ANATOMIE PATHOLOGIQUE

Il n'y a pas très longtemps que l'artériopathie syphilitique est admise sans conteste. Plusieurs auteurs, considérant que l'anatomie pathologique ne fournit pas de raison péremptoire de la nature exclusivement syphilitique d'une artériopathie, admettaient que la syphilis fournissait seulement sa quote-part dans le processus morbide, à côté de la goutte, de l'alcoolisme ou de la sénilité.

Jusqu'au jour où, sous l'influence du traitement mercuriel et ioduré, on a vu, au niveau d'artères superficielles accessibles à la vue ou au toucher, des lésions d'anévrysme, d'épaississement de la paroi, disparaître radicalement. Lancereaux, déjà, dans son *Traité de la syphilis,* en 1866, rapporte deux observations d'anévrysmes de la sous-clavière guéris par les mercuriaux, d'une façon inespérée (p. 399).

Leudet (de Rouen) présente au Congrès de Blois, en 1884, l'observation d'un syphilitique atteint d'artérite oblitérante et douloureuse d'une des branches superficielles de la temporale. Cette première artérite fut suivie d'une artérite oblitérante symétrique et identique du côté opposé. M. Leudet put suivre toutes les phases de cette artériopathie, avec induration et oblitération de l'artère, puis le rétablissement de la souplesse et de la perméabilité artérielles sous l'influence du traitement antisyphilitique.

Dieulafoy (in *Gaz. hebd. de méd. et de chir.*, 1892, p. 579) a observé un anévrysme de la radiale qui diminua graduellement et disparut en trois mois sous l'influence du traitement ioduré.

Depuis lors, ces faits se sont multipliés et sont actuellement trop nombreux pour que nous puissions les rappeler tous. Ils témoignent en faveur de l'existence d'une artérite syphilitique.

Bien plus, en matière de syphilis, l'artérite est chose très commune. Les lésions artérielles accompagnent la syphilis dans toutes les périodes de son évolution. Il n'est pas, ou il est peu de chancres syphilitiques sans lésions d'artérite. La gomme syphilitique débute, comme l'a démontré Balzer (*Rev. de méd.*, 1883), par une artérite des artérioles du territoire intéressé. Il est presque certain que toute la syphilis tertiaire gravite autour des lésions artérielles comme centre, surtout en ce qui concerne les lésions circonscrites ou diffuses des méninges cérébro-spinales.

La syphilis sévit, en effet, d'une façon élective sur les artères de l'encéphale, et, parmi celles-ci, elle préfère plus spécialement celles qui forment l'hexagone de Willis ou qui en émanent.

Ces artériopathies ne sont pas des lésions qui lui soient propres, néanmoins elles ont certains caractères qui permettent, assez souvent, de les reconnaître, soit à l'œil nu, soit au microscope.

La symétrie, la segmentation de leurs lésions, sont deux de leurs caractères habituels.

Après avoir admis avec Heubner, en 1864, que l'arté-

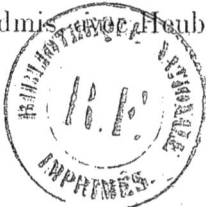

2

rite syphilitique débute par le bourgeonnement, la proli-
fération de la tunique interne ; puis, avec Lancereaux, au
contraire, que la tunique externe est la première prise,
on admet aujourd'hui que ces deux processus se rencon-
trent l'un et l'autre, simultanément ou successivement,
chez le même sujet et sur la même artère.

D'une façon générale, les artériopathies syphilitiques
débutent toutes à peu près identiquement, à la périphérie,
au centre et à l'intérieur de l'artère. Entre ces trois
tuniques, il se produit une infiltration de cellules embryonnaires qui subissent ensuite diverses évolutions.
Tantôt, ces cellules, après avoir dilacéré la trame élasti-
que et musculaire de l'artère, soulèvent l'endothélium et
produisent dans sa lumière ces bourgeonnements, ces
végétations qui l'oblitèrent ou déterminent des phénomènes de thrombose ; ou bien ces cellules s'organisent
plus ou moins rapidement et constituent alors soit du tissu
gommeux, soit du tissu scléreux.

La sclérose artérielle d'origine syphilitique rend le
vaisseau noueux, sinueux, déforme son calibre ; mais le
tissu fibreux qui la constitue est souvent entremêlé de
points ou de stries jaunes, qui attestent l'existence d'un
autre élément : du tissu gommeux résultant de la dégénérescence partielle des éléments embryonnaires.

Dans l'artérite gommeuse, ce tissu jaune, au lieu d'être
par points ou par stries sur le vaisseau, le constitue complètement.

L'hyperplasie, dans ce cas, est jaunâtre, au lieu d'être
blanche, et moins dure. Mais cette variété est très rare,
tandis que l'artérite scléreuse ou scléro-gommeuse est
très fréquente.

Les productions gommeuses ou scléro-gommeuses sont

les seules lésions qu'on doive considérer comme étant d'essence syphilitique.

Secondairement, d'autres altérations, très variées d'ailleurs, se produisent, mais celles-là n'ont rien de spécifique.

L'obstruction des vaisseaux entraîne une nécrobiose plus ou moins étendue. Il se forme ainsi des foyers de ramollissement, qui sont absolument identiques à ceux que toutes les autres causes d'artérite produisent. Ces infarctus cérébraux et les destructions anatomiques qui en sont la conséquence n'ont absolument rien de caractéristique, ni de spécifique ; ils ne se distinguent en rien des processus analogues relevant d'une cause différente et quelconque.

D'autres fois, la lésion artérielle entraîne l'ectasie du vaisseau avec ses conséquences possibles de compression et de rupture.

Enfin, l'artériopathie peut être incomplètement ou passagèrement oblitérante et ne pas entraîner, par conséquent, de nécrobiose irrémédiable du territoire correspondant.

CHAPITRE IV

SYMPTOMES

La syphilis cérébrale peut réaliser les affections du cerveau les plus diverses ; elle ne se traduit pas par tel ou tel accident particulier ; ce qu'elle fait, d'autres maladies peuvent le faire.

« Qu'une hémorragie cérébrale, en effet, dépende, non d'un anévrysme miliaire ordinaire, mais d'un anévrysme syphilitique, toute la différence est dans la cause, il n'y en a aucune dans la lésion. » Et ce qu'on dit de l'hémorragie cérébrale, on peut aussi bien le répéter pour le ramollissement : qu'est-ce qui sépare symptomatiquement le foyer de ramollissement par endartérite oblitérante spécifique du ramollissement par athérome?

La clinique garde ainsi l'empreinte de banalité que lui imprime l'anatomo-pathologie : c'est l'évolution des symptômes qui, plus que tout le reste, nous renseigne sur la nature syphilitique de l'affection.

Parmi les multiples formes anatomiques de la syphilis cérébrale, l'artérite est une des plus nettes dans son diagnostic et des plus terribles dans ses conséquences. Cependant la pureté de la forme artérielle ne doit pas être acceptée comme un dogme intangible ; il arrive souvent

qu'artérite et gomme se mélangent en proportion variable pour produire des hybrides cliniques.

Nous tâcherons dans ce chapitre de dégager ce qui
appartient à la lésion artérielle exclusive. La meilleure
classification qui ait été faite des accidents qui lui incom-
bent nous paraît être celle de Dieulafoy. Cet auteur divise
en quatre groupes les artériopathies :

A. — Artériopathies syphilitiques des grosses artères
de l'encéphale aboutissant à l'anévrysme et à sa rupture
(hémorragie méningée).

B. — Artériopathie des mêmes artères aboutissant à
une endartérite incomplètement ou passagèrement oblitérante, n'entraînant pas par conséquent la nécrobiose
irrémédiable du territoire correspondant.

C. — Artérite oblitérante assez complète ou assez
longtemps prolongée pour entraîner la nécrobiose du territoire correspondant avec toutes les conséquences pré-
coces ou tardives de cette nécrobiose (ramollissement
cérébral).

D. — Artérite syphilitique intra-cérébrale, aboutissant à l'anévrysme miliaire et à l'hémorragie cérébrale
proprement dite.

A. ANÉVRYSME DES GROSSES ARTÈRES. — *Hémorragie
méningée*. — L'anévrysme des grosses artères de l'encéphale n'est pas une des modalités rares de l'artériopathie
cérébrale syphilitique. Ces anévrysmes siègent au tronc
basilaire, aux artères sylviennes et aux carotides internes
par ordre de fréquence. Dans bien des cas, on constate
des lésions multiples : anévrysme rompu, anévrysme en
formation, endartérite à tendance oblitérante.

Ces accidents terribles de la syphilis se résument en
un symptôme unique, celui de l'hémorragie méningée,

qui n'a rien de particulier à la syphilis et que nous nous dispensons de décrire. En voici un exemple typique : Un jeune garçon syphilitique est pris, onze mois après l'accident initial, de céphalée, d'étourdissements, de vertiges Bientôt une attaque d'apoplexie se déclare et le malade meurt en quelques heures. A l'autopsie, on trouva une hémorragie sous-arachnoïdienne abondante ; l'hémorragie provint de la rupture d'un anévrysme de l'artère basilaire. En différents points, les artères de la base du cerveau étaient le siège de lésions syphilitiques. Le sujet n'était pas alcoolique. (Observ. de Spillmann, in *Ann. de syphiligraphie*. 1886.)

B. Artériopathies incomplètement ou passagèrement oblitérantes : aphasie, monoplégie, hémiplégie incomplètes ou transitoires. — C'est, on peut le dire, le coin le plus intéressant et peut-être le plus original de toute cette séméiologie artérielle spécifique.

a) *Aphasie*. — L'aphasie peut être primitive, tout à fait initiale, en tant que symptôme de syphilis cérébrale, et c'est alors qu'elle se montre comme transitoire, éphémère, pouvant durer quelques heures, une heure, ou même quelques minutes. Souvent, cette aphasie fugace est sujette à répétition, se reproduisant plusieurs fois en quelques jours, en quelques mois.

Elle est ainsi isolée quand elle manifeste la syphilis cérébrale à ses débuts. Mais il est plus fréquent qu'elle fasse partie d'un complexus morbide et qu'elle figure dans le tableau symptomatique en compagnie d'autres symptômes contemporains, dont les plus habituels sont les paralysies motrices du côté droit. Ces paralysies peuvent se borner à un simple engourdissement, à une gêne légère et momentanée des mouvements dans les parties affectées, apparaissant et disparaissant, une série de fois, comme leur compagne l'aphasie. Cette association, du reste, entre l'hémiplégie ou une monoplégie du bras et l'aphasie n'est pas faite pour surprendre : elle manifeste simplement les relations topographiques étroites qui unissent ces divers centres au niveau de l'écorce cérébrale. On retrouve là ce qui se passe d'une façon courante dans l'aphasie vulgaire. L'aphasie est un symptôme qui traduit non pas la qualité, mais le siège d'une lésion cérébrale et rien de plus. Le cachet de fugacité et le caractère à répétition que lui imprime la syphilis, pour n'être pas originaux, n'en sont pas moins dignes de remarque. Ces deux particularités tiennent évidemment à des oblitérations artérielles incomplètes et à des spasmes vasculaires. On sait, en effet, que le spasme accompagne très souvent l'inflammation portant sur tous les vaisseaux ou canaux de l'économie.

b) *Hémiplégie.* — L'hémiplégie incomplète est la reproduction, au niveau de la partie supérieure de la zone de Rolando, de ce qui se passe dans la partie inférieure pour l'aphasie. C'est la même pathogénie et le même aspect clinique.

Dans l'hémiplégie incomplète, un certain degré de puissance motrice reste conservé. Si le bras, par exemple, n'a pas la liberté entière de ses mouvements, du moins, les doigts sont encore capables d'exécuter quelques actes faciles. Il en est de même pour le membre inférieur, dont la force est insuffisante à soutenir le poids du corps, mais qui peut se déplacer, se fléchir dans le lit.

La paralysie hémiplégique n'est pas absolue ; elle n'est que relative, incomplète.

La perte des forces peut être si peu accentuée, que le mot « paralysie » est trop gros pour la qualifier ; on l'appelle alors hémiparésie, parésie hémiplégique.

Dans cette forme, le malade se plaint d'un affaiblissement de la puissance musculaire. Les mouvements sont conservés, mais manquent de force, de dextérité. La main peut saisir un objet, mais elle le fait sans vigueur, ou avec une vigueur amoindrie. De même, en ce qui concerne le membre inférieur, la marche reste possible, mais la jambe est faible, la pointe du pied se détache difficilement du sol et le malade fauche.

Donc, encore ici, ce qui caractérise le trouble fonctionnel, c'est un amoindrissement par insuffisance d'irrigation sanguine et non l'anéantissement par suppression complète du liquide nutritif, ce qui constitue la troisième forme anatomo-clinique que nous allons maintenant étudier.

C. Artérite oblitérante et anévrysme miliaire. — Avec l'artérite oblitérante, la syphilis entre dans la loi commune. Ce ne sont plus maintenant des ébauches de monoplégies ou d'aphasies, ce sont des paralysies bien et dûment constituées. Malgré tout, assez souvent encore, ces troubles moteurs ou idéo-moteurs conservent un air de famille qui permet le diagnostic nosologique. Il y a avantage, au point de vue clinique, à réunir en une seule description les désordres causés par l'oblitération et par la rupture artérielle : ce sont l'apoplexie, l'hémiplégie et l'aphasie.

a) *Apoplexie.* — L'attaque d'apoplexie peut être la conséquence de l'artérite cérébrale syphilitique, tantôt par rupture d'anévrysme, tantôt par oblitération plus ou moins étendue d'un gros vaisseau artériel.

Ce mode d'invasion est très rare, exceptionnel même et ne doit pas appeler l'idée de syphilis. Cependant il est bon de savoir qu'il existe. Mais tandis que l'attaque d'apoplexie vulgaire surprend l'individu en pleine santé, sans que rien ait pu faire prévoir un accident aussi soudain ; au contraire, le syphilitique se plaint, en général, longtemps avant, de divers symptômes cérébraux.

Ces symptômes prodromiques, nous les décrirons, une fois pour toutes ; ils se retrouvent à propos de tous les accidents de la syphilis cérébrale. Un grand intérêt s'attache à leur étude, car, reconnus et traités à temps, ils peuvent servir de sauvegarde contre des phénomènes plus graves en suscitant la médication appropriée.

La *céphalée* est de tous les symptômes précurseurs, le plus commun et le plus caractéristique. Elle a quatre grands caractères classiques : la violence, la ténacité, l'exacerbation nocturne et la résistance aux agents anti-nerveux, tels que l'opium, la quinine, le chloral, etc.

Les *troubles congestifs* consistent en vertiges, somnolence, faiblesse générale, malaise cérébral.

. D'autres fois, ce sont des *troubles passagers de la motilité*. Une main, une jambe, la langue, sont prises tout d'un coup d'une faiblesse légère et rapide. La main laisse toucher l'objet qu'elle tenait ; c'est le membre inférieur qui fléchit sous le poids du corps ; ou bien la langue qui s'embarrasse sur une syllabe, sur un mot.

Il arrive quelquefois que des parésies ou des paralysies servent de prodromes à l'apoplexie. Au nombre de ces paralysies, les paralysies motrices de l'œil sont les plus fréquentes ; puis viennent l'hémiplégie faciale et enfin, plus rarement, les monoplégies.

Un dernier groupe de phénomènes prodromiques consiste en des *troubles divers de la sensibilité générale* : des fourmillements vers l'extrémité des membres, des sensations de froid, des engourdissements passagers.

Tous ces signes, parfaitement étudiés par Fournier dans son beau livre de la *Syphilis du cerveau*, par leur réunion sur le même sujet, par leur intensité, par leur ténacité, sont pour le médecin l'indice du travail cérébral qui s'accomplit et trop souvent annoncent l'orage qui va éclater sous forme d'apoplexie, d'hémiplégie ou d'aphasie.

b) *Hémiplégie*. — L'hémiplégie syphilitique est un des accidents les plus fréquents non seulement de l'artérite cérébrale syphilitique, mais encore de la syphilis cérébrale prise dans son sens le plus général. L'hémiplégie consécutive à l'artérite oblitérante doit seule nous occuper ici.

L'artérite syphilitique frappe avec prédilection, nous l'avons vu, les artères cérébrales, et parmi celles-ci, la sylvienne. C'est parce que l'oblitération du calibre vasculaire se fait d'ordinaire lentement, que les troubles hémiplégiques s'installent progressivement et non avec la brusquerie habituelle aux hémorragies cérébrales. Cependant, la règle n'est pas absolue : l'apoplexie, comme cela ressort du chapitre précédent, peut témoigner d'une hémorragie capsulaire par rupture d'anévrysme miliaire ou d'une hémorragie méningée par rupture d'une artère de la surface.

L'hémiplégie progressive est donc le vrai type des paralysies syphilitiques.

Tantôt l'hémiplégie débute par un engourdissement, un affaiblissement dans les parties qui seront le siège de la paralysie, et c'est seulement quelques heures, un jour, deux jours après, que l'impotence totale se confirme.

Tantôt l'hémiplégie procède par une série de monoplégies successives. Un membre se prend d'abord, puis quelques heures après, c'est la face ou l'autre membre. Cette hémiplégie, qui se fait en plusieurs poussées d'extension croissante, met à se compléter quelques heures, des jours ou des semaines.

Bien entendu, si quelques cas sont ainsi bien nets sans leur mode de production, croissant tantôt par degré et tantôt en étendue, le type courant de l'hémiplégie progressive se caractérise à la fois par l'extension en plusieurs étapes et par l'impotence de plus en plus grande.

Une fois confirmée, l'hémiplégie de l'artérite cérébrale n'est que la reproduction de toute hémiplégie ; cependant, on peut lui découvrir quelques particularités.

Au point de vue moteur, elle est habituellement incomplète, c'est-à-dire qu'elle n'abolit pas complètement les mouvements ; elle laisse subsister quelque ébauche de motilité.

De plus, elle est souvent partielle, limitée ou plus marquée à un segment de la moitié du corps affectée. C'est un bras, un membre inférieur, la face seule qui est atteinte à l'exclusion des autres parties du corps.

L'étroitesse de la paralysie tient simplement à la localisation de l'artérite sur un petit vaisseau.

On a prétendu que l'hémiplégie syphilitique respecte « la sensibilité des parties paralysées ». Cette question des troubles sensitifs a fait couler et fait encore couler beaucoup d'encre. Sans vouloir prendre parti dans le débat, qu'il nous suffise de dire que la nature d'une artérite n'intervient en aucune façon dans la production ou dans la non-production de troubles sensitifs. Ceci est affaire de siège et non de nature de lésion.

On observe, dans l'hémiplégie syphilitique, des troubles hémianesthésiques ; ceux-ci peuvent tenir soit à une lésion du tiers postérieur de la capsule interne, soit à une hystérie superposée, soit encore et peut-être à une lésion corticale.

Donc, rien de particulier à la syphilis.

Assez souvent, l'hémiplégie marque le début de la décadence intellectuelle. Enfin, elle est très souvent associée à des paralysies des nerfs de la base et surtout des branches de la troisième paire.

Pour terminer, nous signalerons l'association de symptômes médullaires aux symptômes d'ordre cérébral. Fournier cite des cas d'ataxie, de paraplégie, et nous avons la bonne fortune de fournir une observation de paraplégie spasmodique concomitante ou consécutive à une hémiplégie syphilitique progressive (observ. VI).

c) *L'aphasie.* — Nous avons, dans le précédent chapitre, étudié l'aphasie transitoire consécutive aux oblitérations artérielles incomplètes ; il nous reste maintenant à dire quelques mots de l'aphasie complète, due à l'oblitération artérielle absolue.

Tandis que la première variété est précoce, cette dernière est plutôt un accident de la période tertiaire. Elle se montre rarement isolée. Habituellement, elle est accompagnée d'autres accidents cérébraux.

L'association de l'aphasie avec des paralysies motrices droites réalise un type clinique des plus courants. Et cela se comprend, si on envisage les connexions très étroites d'irrigation artérielle et le voisinage anatomique des centres de l'aphasie du bras droit et de la jambe droite.

On voit aussi quelquefois l'aphasie coexister, et pour les mêmes raisons, avec la glossoplégie. C'est affaire de topographie cérébrale pure et simple. Si la lésion reste limitée au pied de la troisième circonvolution frontale, l'aphasie se produit seule ; qu'elle se propage au centre voisin des nerfs moteurs de la langue, la glossoplégie vient alors s'ajouter à l'aphasie.

Considérée en tant que syndrome, l'aphasie syphilitique ne se distingue en rien de l'aphasie vulgaire. Il n'y a donc aucun intérêt à la décrire ici.

Si bien que nous terminons ce chapitre de séméiologie comme nous l'avons commencé, en disant que les manifestations nerveuses qui servent d'expressions cliniques à la syphilis artérielle cérébrale ne possèdent aucun attribut particulier qui les différencie des symptômes provenant de lésions vulgaires.

CHAPITRE V

DIAGNOSTIC

Le plus habituellement, l'hémiplégie syphilitique n'est ni brusque, ni complète d'emblée ; elle est précédée, à échéance plus ou moins éloignée, de céphalées plus ou moins violentes, de vertiges, d'obnubilation, d'éblouissement, d'amnésie, d'aphasie transitoire, de fourmillements, d'engourdissement dans un pied, dans une main, symptômes prémonitoires isolés ou associés, stables ou intermittents, intenses ou légers.

Ce n'est point du tout la façon dont s'installe l'hémiplégie vulgaire, qui est brutale, qui n'avertit pas, qui est complète du premier coup et qui s'accompagne d'une apoplexie plus ou moins longue.

Nous avons vu, en étudiant la séméiologie, que les hémiplégies syphilitiques ont pour caractère de se faire lentement et de s'étendre progressivement. En face d'un sujet jeune, atteint d'hémiplégie ayant mis deux ou trois jours à s'installer, ou bien qui a pris successivement chacun des membres et la face, il faut immédiatement penser à la syphilis.

Ces caractères généraux d'invasion lente, d'atteinte incomplète, d'intermittence possible sont aussi les caractères de l'aphasie syphilitique.

Il convient maintenant de se demander, l'origine syphilitique une fois admise, s'il est possible de différencier les trois sortes de lésions qui peuvent, à la rigueur, produire une fois ou l'autre, l'hémiplégie ou l'aphasie, à savoir : la syphilis artérielle, la syphilis méningée et la syphilis gommeuse de l'encéphale. Est-il utile de rappeler, pour justifier cet essai de diagnostic, que tous les syndromes nerveux sont fonction de siège et non de lésion ?

Les éléments de ce diagnostic ont été judicieusement réunis par MM. J. Teissier et Joanny Roux dans un article des *Archives de Neurologie* (1).

Dans la *syphilis artérielle*, le caractère le plus général des différents symptômes est la prédominance des phénomènes de déficit sur les phénomènes irritatifs ; la paralysie l'emporte sur la spasmodie. Parmi les troubles de la motilité, on note les monoplégies flasques, l'abolition des réflexes, la rareté de l'épilepsie partielle. La céphalalgie, quelquefois absente, est plus diffuse que dans les cas de syphilis méningée, elle n'est réveillée ni par la pression, ni par la percussion du crâne. Enfin, fait très important, on a souvent une aphasie passagère intermittente.

Dans la *syphilis des méninges*, et contrairement à ce qui se passe dans la syphilis artérielle, il y a nettement prédominance des phénomènes irritatifs sur les phénomènes de déficit. Au lieu des paralysies flasques, existent des paralysies spasmodiques, quelquefois des attaques épileptiformes. Les troubles de sensibilité sont beaucoup plus fréquents que dans la syphilis artérielle : la céphalalgie ne manque jamais, tantôt diffuse, tantôt localisée et réveillée par la pression ; la papille présente les lésions

---

(1) *Arch. de Neurol.* Janvier et février 1898, pp. 1-21 et 97-127.

d'atrophie blanche particulière aux névrites. Les troubles intellectuels sont fréquents et consistent en délire actif, avec idéation, sans démence. Bien entendu, le groupement de ces différents symptômes varie avec la localisation des lésions méningées.

Dans la *syphilis gommeuse de l'encéphale,* les deux ordres de symptômes irritatifs et de déficit se trouvent réunis, en proportions variables. Ce sont habituellement les symptômes des tumeurs cérébrales avec des crises épileptiformes suivies de paralysies flasques, par exemple. L'évolution se fait par poussées successives, avec des périodes de rémission souvent très longues.

Dans la syphilis artérielle et méningée, le diagnostic d'abord posé est celui de syphilis cérébrale ; ce n'est qu'après une analyse attentive des symptômes, qu'on arrive à la variété anatomique.

Dans la syphilis gommeuse, le clinicien porte le diagnostic de tumeur cérébrale dès l'abord. Puis, en fouillant les antécédents, en recherchant les stigmates antérieurs ou les phénomènes concomitants, il est amené à préciser la nature syphilitique de cette tumeur. L'épreuve thérapeutique vient ensuite affirmer ou infirmer ce diagnostic de nature.

Pour ce qui est de l'hémiplégie par lésions artérielles on peut dire qu'elle n'a aucun caractère qui lui soit propre. La nature spécifique d'une hémiplégie est rendue possible par le fait d'antécédents spécifiques chez le malade. Elle est rendue probable, dit Fournier, par la coïncidence avec les accidents cérébraux d'autres manifestations syphilitiques, par les particularités cliniques, déjà énoncées, afférentes aux prodromes, au début et à la forme de l'hémiplégie ; et surtout par l'association à l'hémiplégie d'autres localisations paralytiques. Elle est rendue certaine, seulement, par les résultats rapidement et indubitablement curatifs de la médication antisyphilitique.

Enfin, ce diagnostic de nature et de forme peut encore se compléter du diagnostic de la variété anatomique, comme nous l'avons vu plus haut. Mais, ce qu'il y a de plus important à retenir, c'est que le traitement peut et doit être constitué sur des présomptions, sur des probabilités. Quand le diagnostic s'impose, il est souvent trop tard.

CHAPITRE VI

PRONOSTIC

De toutes les formes de la syphilis cérébrale, l'artérite est la plus grave. On a plus facilement raison d'une gomme, dont la localisation est plus étroite, dont le tissu est plus sensible à l'influence de l'iodure et de l'hydrargire, que d'une artérite, plus diffuse dans sa topographie et plus rebelle au traitement.

D'une façon générale, du reste, les localisations artérielles de la syphilis sont toujours graves, et il y a, à cela, plusieurs raisons. D'abord elles portent habituellement sur des organes où elles produisent des lésions irrémédiables, Cette cause de gravité est portée à son apogée, quand il s'agit des artères qui nous occupent.

En second lieu, ces artérites naissent insidieusement et restent latentes, pendant la période de leur évolution où le traitement aurait quelque chance d'amener leur régression.

Enfin, quand les troubles fonctionnels, résultant de l'oblitération artérielle imposent le traitement, les lésions indirectes (ramollissement, hémorragie) sont déjà produites et, ni le mercure, ni l'iodure ne peuvent plus désormais modifier ces états anatomiques. A côté de la lésion spécifique, curable par le traitement approprié, il y a les conséquences mécaniques de cette lésion, absolument indépendantes, tout à fait émancipées de leur cause, et intangibles au thérapeute.

Il résulte de tout cela que ce qui règle le pronostic dans la majorité des cas, c'est l'intervention ou la non-intervention du traitement spécifique. Tout est là sans contredit.

Si la maladie suit son impulsion sans être gênée par le traitement, elle entraîne fatalement des conséquences désastreuses. On aura d'autant plus de chances d'enrayer l'évolution, d'atténuer les symptômes, d'amoindrir les conséquences, qu'on interviendra plus tôt. Fournier a, dans sa statistique de 1879, 14 cas de mort ; dans ces 14 cas le traitement avait été nul, insuffisant, ou trop tardif.

La rétrocession des accidents devant le traitement, si elle est chose habituelle, n'est cependant pas constante, et il faut ajouter, pour rester dans la vérité, que, malgré lui, la syphilis cérébrale est sujette aux recrudescences et aux récidives.

Ces récidives, à échéances variables, comportent presque toujours un caractère particulièrement grave, car elles sont moins dociles aux influences thérapeutiques et dénotent une tendance à la ténacité de la syphilis.

CHAPITRE VII

TRAITEMENT

Nous avons vu dans un précédent chapitre que ce qui règle le pronostic c'est l'intervention thérapeutique, et l'intervention thérapeutique énergique et opportune. Cette opportunité dérive évidemment du diagnostic, et ici, comme ailleurs, à la précocité diagnostique, répond l'efficacité thérapeutique.

Cette dernière formule est vraie plus encore à propos de la forme artérielle de la syphilis cérébrale que des autres formes gommeuses.

Dans les cas qui nous occupent, il faut, pour être utile, saisir la maladie tout au début, pendant la lésion syphilitique proprement dite et avant la lésion indirecte, mécanique et irrémédiable de ramollissement ou d'hémorragie.

Tous les auteurs sont d'accord pour instituer un traitement mixte, hâtif et intense, et, dans leur désir d'agir vite et fort, ils ont proposé les procédés thérapeutiques les plus variés.

Une seule chose reste en dehors des débats, c'est la question des doses rapidement croissantes (de 3 à 8 gram.) d'iodure de potassium. Mais quand il s'agit d'administrer le mercure, les opinions les plus diverses se font jour. Tel préfère les frictions d'onguent napolitain, tel autre aime mieux le protoiodure ou le bichlorure en ingestion ; certains sont partisans des injections de sels mercuriels insolubles, mais d'aucuns les trouvent bien inférieures aux injections de sels solubles.

Sans vouloir entrer ici dans une discussion interminable, qui reprend toutes les fois que, dans une Société médicale, on parle de la syphilis, il est possible de trouver un terrain d'entente par un sage éclectisme.

D'une façon générale, il est admis sans conteste que, dans les traitements intensifs du début des syphilis cérébrales, les injections hypodermiques sont supérieures à tous les autres moyens d'administration du mercure.

Parmi les préparations injectées, les unes sont solubles (biiodure, peptonate de Hg, etc...), les autres insolubles (calomel, huile grise).

En bonne logique, il semble qu'il vaut mieux administrer quotidiennement aux malades la dose voulue de sels solubles, dont l'absorption ne saurait faire doute, que d'injecter pour la semaine, en une seule fois, une dose toxique de sels insolubles dont le débit régulier et l'absorption sont sujets à de multiples variations.

En pratique, on ne saurait nier que les injections de calomel ou d'huile grise donnent de très bons résultats et que, si elles sont douloureuses pour le malade, du moins leur espacement les rend plus commodes pour le médecin.

Cependant, le danger d'une absorption brusque et d'une intoxication grave n'est pas une crainte théorique, et le cas récent de Gaucher, où le malade succomba à l'intoxication mercurielle trois mois après une injection de 0.05 centigrammes de calomel, est fait pour porter un grand tort à la méthode de Scarenzio.

Toutes les fois que cela est possible, il vaut mieux suivre

la pratique déjà ancienne des ophtalmologistes (Abadie, Panas), et injecter des sels solubles.

Dans le service de M. le professeur Grasset, on se sert actuellement du biiodure de mercure. L'huile biiodurée, préconisée par Panas, est aussi efficace et bien moins douloureuse que le calomel. En injectant quotidiennement quatre milligrammes de biiodure en solution dans l'huile d'olives stérilisée, on est sûr d'éviter toute surprise toxique et d'imprégner suffisamment l'économie de mercure. L'injection pour être indolore doit être faite lentement, en plein tissu musculaire ; si on veut la rendre absolument indolore, on peut adjoindre au biiodure du gaïacol, selon la formule du docteur Lagrange (de Bordeaux) :

> Huile d'olive stérilisée, 100 grammes.
> Biiodure de mercure, 50 centigrammes.
> Gaïacol de synthèse, 3 grammes.

Quant aux injections intraveineuses, on doit les réserver aux cas les plus graves, ceux dans lesquels les injections sous-cutanées elles-mêmes semblent être en défaut. En certaines circonstances, elles sont encore supérieures à ces dernières.

Ce qui doit ressortir de l'étude sommaire de toutes ces médications, vantées, avec statistiques à l'appui, par les uns ou par les autres, c'est qu'elles sont toutes très bonnes dans leurs résultats. L'essentiel pour le médecin est de les mettre en œuvre au moment voulu.

Une fois le premier coup frappé et les symptômes graves amendés ou disparus, on doit alors user, pour consolider la guérison et éviter les récidives, de doses plus faibles d'iodure, qu'on alternera par exemple avec des frictions à l'onguent napolitain, dix jours par dix jours, avec un repos de 5 jours tous les mois.

Si on arrive trop tard et qu'on se trouve en face d'une hémiplégie ou d'une aphasie depuis longtemps constituées, il ne faut point compter sur le traitement mixte pour obtenir une amélioration.

Ces syndromes n'ont rien de spécifique dans leur cause anatomique, ils relèvent du traitement habituel des paralysies cérébrales.

Mais il ne faut pas oublier que la syphilis, pour avoir frappé une fois le cerveau, ne s'est pas épuisée. Le traitement mixte sera encore de rigueur pour empêcher les récidives. On le fera seulement moins énergique dans sa forme.

Il faut savoir encore qu'il est des syphilis malignes qui défient le traitement le plus énergique et le mieux approprié, sous quelque forme qu'on l'administre. Nous n'en connaissons pas d'exemple plus probant que celui publié par Joffroy et Létienne dans les *Archives de médecine expérimentale*, en 1891.

Il s'agit d'un malade syphilisé depuis 7 ans, soigné pendant 6 ans à partir de la contagion par le professeur Fournier. En dépit du traitement, méthodiquement institué et scrupuleusement suivi, des accidents cérébraux éclatèrent, pour lesquels il alla consulter le Dr Joffroy. Au cours de l'examen, il fut pris d'accidents graves et mourut presque subitement.

L'autopsie démontra la présence d'une artérite à manifestations multiples.

Dans ce cas, on n'a pas la ressource de dire, pour blanchir la thérapeutique mise en œuvre, que ces lésions dérivent d'un complexus étiologique où la syphilis jouait un

rôle effacé ; il s'agit au contraire d'un homme sans antécédents nerveux, dans de bonnes conditions de résistance
physiologique, jeune, non alcoolique.

Donc, l'échec du traitement est possible, même dans
les meilleures circonstances d'application.

OBSERVATIONS

———

OBSERVATION PREMIÈRE

(Personnelle)

Artérite cérébrale syphilitique. — Aphasie et hémiplégie droite avec ptosis
de la paupière supérieure droite. — Guérison par le traitement mixte. —
Récidive. — Mort subite.

Mme X..., âgée de 34 ans, de Biarritz, entre à l'hôpital
de Bayonne, le 15 mars 1897, au numéro 15 de la salle
Sainte-Thérèse, avec le diagnostic, porté par un médecin
de la ville, d'hémiplégie hystérique.

Cette femme se présente à nous en état d'apoplexie.

Il est impossible de recueillir de sa bouche le moindre
renseignement; mais il nous est facile de constater
qu'elle est atteinte d'hémiplégie droite totale, face comprise, avec contracture du bras. De plus, *sa paupière
supérieure droite est légèrement ptosique.*

Les jours suivants, son apoplexie s'améliore et dégage
nettement son hémiplégie droite et ses troubles de la
parole. Nous employons à dessein ce terme vague, car
cette malade présentait autant d'aphasie motrice que
d'aphasie par manque d'idéation. Elle bredouillait en
parlant, et de plus, laissait échapper, de temps en temps,
un mot à la place d'un autre : dysarthrie et paraphasie.

Il n'y avait ni anesthésie, ni hypesthésie superposées à

ses troubles moteurs. Et ce diagnostic d'hémiplégie hystérique commençait à nous paraître douteux, lorsque le
mari de cette femme vint lever toutes nos hésitations.

Interrogé sur ses antécédents, il nous confessa avoir
contracté un chancre syphilitique, à l'âge de 20 ans ; il
avait au moment de notre examen 39 ans. Trois ans
après, il s'était marié, se croyant guéri pour avoir fait
quelques mois de traitement mixte. A 26 ans, commen-
cèrent des attaques d'épilepsie qui durent depuis cette
époque. Sa femme, enceinte trois fois, a fait trois fausses
couches, à une période avancée de ses grossesses.

Fort de ces renseignements, nous essayâmes de retrouver la syphilis chez notre malade. Elle nous avoua bientôt
avoir gardé à la vulve un gros bouton qui mit un mois à
guérir. Des poussées roséoliques et des céphalées à
prédominance nocturne suivirent l'apparition du chancre.
Tous ces accidents ne parurent pas suffisants pour
nécessiter une consultation médicale, et la syphilis évolua
naturellement.

Dès lors, le diagnostic devenait évident, et devait du
reste recevoir une confirmation éclatante de la thérapeutique mise en vigueur (frictions mercurielles et iodure).

Une quinzaine de jours après l'institution du traitement, le 5 avril, la malade nous demanda, d'une voix très
intelligible, la permission de sortir en ville. Elle nous
montra qu'elle pouvait marcher, en traînant un peu la
jambe droite.

Le 27 mai, le résultat était parfait ; il ne restait plus
rien des troubles pour lesquels elle était entrée dans le
service.

Pendant neuf mois environ, sa guérison se maintient.
Mais en février 1898, on nous la ramène, avec une nouvelle hémiplégie droite et aphasie.

Cette fois, le traitement spécifique, ordonné dès le début, fut sans résultats. Cette malheureuse succomba subitement, le 3 mars 1898, probablement à un nouvel ictus.

L'intérêt de cette observation réside dans l'erreur de diagnostic faite au début des accidents cérébraux et dans la différence de résultats thérapeutiques observée à deux périodes peu distantes l'une de l'autre de la syphilis cérébrale.

L'erreur du début eût pu être évitée si l'on eût envisagé un petit détail de l'observation que nous avons pris soin de souligner, à savoir le ptosis de la paupière droite associé à l'hémiplégie.

Ces associations entre une grosse lésion de la convexité ou du centre des hémisphères avec une paralysie parcellaire d'un nerf de la base, est assez caractéristique de syphilis.

Le second point un peu particulier de l'observation est constitué par ce succès si merveilleux de rapidité de la première heure et l'insuccès si flagrant de la dernière heure. Ces discordances, un peu paradoxales des résultats, avec un même traitement, sur un même sujet, à propos de la même affection originelle, s'observent assez souvent.

De ces trois éléments, le sujet, la maladie et la médication, il n'y en a qu'un qui soit constant, c'est le dernier. Le sujet a pu joindre à l'artério-sclérose syphilitique d'autres causes nouvelles de lésions vasculaires formant un complexus étiologique où la syphilis est noyée. La maladie infectieuse « syphilis » a toutes sortes de formes lésionnelles, différentes d'intensité, de nature histologique variable, et de conséquences fonctionnelles fort diverses. En d'autres termes, le traitement mixte pourra résoudre, par exemple, une périostite dans les premières phases évolutives et restera impuissant devant un anévrysme rompu.

Observation II

Artérite syphilitique non oblitérante. — Hémiplégie à répétition.
(Recueillie dans le service de M. le professeur Carrieu).

Gustave L..., couché au n° 21 de la salle Combal, a contracté la syphilis en 1892, à l'âge de 37 ans. Il a présenté à ce moment un chancre de la rainure balano-préputiale, qu'on a traité, pendant un mois, par des injections d'huile grise, une tous les 8 jours. Les accidents secondaires ont été tellement légers qu'ils sont passés inaperçus du malade. Si bien que, sorti de l'hôpital au bout d'un mois, il cesse tout traitement.

Un an et demi après l'apparition de son chancre, subitement, en se promenant, il tombe. Son côté gauche est droit hémiplégique.

Cette hémiplégie a persisté a un degré très léger pendant un an.

Le 17 novembre 1898, cet homme tombe dans la rue, subitement pris de vertiges, avec une nouvelle hémiplégie gauche. Transporté le lendemain à l'hôpital de Cette, on le traite, pendant 15 jours, avec de l'iodure de potassium, à raison de 2 grammes par jour.

Son hémiplégie s'améliore, il cesse tout traitement. Mais, de nouveau, il a des vertiges, de l'embarras de la parole, des troubles de la vue du côté gauche, du ptosis de la paupière du même côté.

Le 27 septembre 1899, il fait une nouvelle chute et rentre à l'hôpital de Montpellier, dans le service de

M. le professeur Carrieu, avec une nouvelle hémiplégie gauche.

Ce cas est remarquable par la bénignité des accidents syphilitiques initiaux : un chancre très vite cicatrisé et des accidents secondaires nuls ou à peu près nuls. Ce qui n'empêche pas — il vaudrait mieux dire ce qui conditionne — les localisations cérébrales ultérieures.

Cette observation est un exemple de ces syphilis trompeuses dans leurs débuts anodins, qu'on ne traite pas ou mal en raison du peu de gravité de leurs manifestations initiales, et qui « mordent ensuite terriblement sans avoir aboyé ».

La répétition, à trois reprises différentes, de cette hémiplégie gauche, n'est pas moins digne d'être notée. Il est certain que, tout au moins, dans les deux premières atteintes, la destruction du territoire cérébral correspondant ne s'est pas faite. On peut en déduire hypothétiquement qu'il s'est agi là soit d'une gomme comprimant une branche de la sylvienne, soit d'une artérite sténosante, mais non oblitérante, heureusement modifiée par le traitement.

OBSERVATION III

(Inédite)

Artérite cérébrale syphilitique. — Hémorragie cérébrale. — Sclérose pyramidale consécutive.

Due à l'obligeance du docteur Gibert, chef de clinique de M. le professeur Grasset

Le 22 avril 1897, entre, au n° 4 de la salle Fouquet, dans le service de M. le professeur Grasset, un homme de 27 ans, liquoriste à Cette, avec une hémiplégie spastique du côté gauche.

A. H. — Son père est mort à 64 ans d'une attaque d'apoplexie ; sa mère est très nerveuse, sujette aux crises de nerfs.

A. P. — Lui-même n'a jamais fait de maladies importantes ; il nous avoue s'alcooliser assez régulièrement et se souvient à peine avoir constaté, il y a quelques années, une légère écorchure de rien au niveau de son gland. Mais cette écorchure guérit toute seule ; il ne s'est pas aperçu, s'il en a eu, des accidents secondaires.

Début de la maladie actuelle. — Il y a 7 mois, en pleine santé, pendant un effort de garde-robe, subitement, sans perdre connaissance, est survenue une hémiplégie gauche, face comprise. Flasque et impotent pendant les premières semaines, il a recouvré quelques-uns des usages de ses membres ; puis est apparue une raideur de plus en plus grande, qui l'oblige à rentrer à l'hôpital.

État actuel. — 23 avril 1897. Le bras gauche est en adduction et en flexion, avec contracture ; la jambe est enraidie dans la rectitude et la démarche est spastique de ce côté.

Les extrémités des membres sont, selon la règle, beaucoup plus prises que leurs racines.

Le facial supérieur et le facial inférieur sont pris du côté gauche. Le malade est resté un mois avec l'œil ouvert, et actuellement, la paupière, de ce côté, est plus facile à relever que celle du côté droit.

Les réflexes tendineux sont très exagérés du côté hémiplégié : trépidation épileptoïde, tendance très marquée aux contractures.

Le sensibilité est intacte.

Il s'agit, bien entendu, d'une lésion cérébrale droite, siégeant au lieu d'élection, dans la capsule externe, puisque la face et les membres sont pris du même côté et que les deux parties, supérieure et inférieure, du facial sont atteintes.

La nature anatomique est plus difficile à préciser. Est-ce une embolie, une thrombose, ou une hémorragie ?

Pour qu'il y ait embolie, il faut habituellement une lésion valvulaire du cœur, or, ce malade n'en présente pas.

Il y a donc une lésion autochtone, une artérite. Mais l'artérite peut donner lieu à un ramollissement par thrombose ou à une hémorragie par rupture de ses parois.

Dans ce cas, l'effort qui a déterminé l'ictus, l'absence de troubles artériels antérieurs à l'événement, fait plutôt penser à une hémorragie par rupture vasculaire.

Quant à la nature de cette artérite, elle ne fait aucun doute chez un sujet de 27 ans, sans antécédents personnels autres qu'une syphilis bénigne passée presque inaperçue et vierge de traitement.

Donc : artérite cérébrale syphilitique ayant déterminé une hémorragie cérébrale chez un homme de 27 ans, voilà le diagnostic détaillé.

Nous fîmes faire à ce malade de l'électricité statique, nous l'envoyâmes à Balaruc, nous lui pratiquâmes sans grand espoir un traitement mixte. Rien n'agit. La lésion cérébrale était trop vieille ; la sclérose pyramidale était lancée depuis trop longtemps déjà et les lésions restèrent imprenables par toute médication.

Cette observation pourrait être mise en tête du chapitre clinique de l'artérite cérébrale comme en étant le prototype. C'est habituellement dans ces conditions d'ignorance de l'infection syphilitique et de paralysie en apparence essentielle survenant chez un jeune sujet en pleine santé que se présente cliniquement l'artérite cérébrale. Il n'y a

qu'une chose qui manque dans cette observation pour
qu'elle soit tout à fait classique, c'est la période prodro-
mique de céphalée et de malaise cérébral.

Observation IV

(Inédite)

Artérite cérébrale syphilitique. — Hémiparésie droite par oblitération
artérielle incomplète.

Due à l'obligeance du Dr Gibert, chef de clinique médicale

Fourcade, âgé de 47 ans, est couché au n° 26 de la salle
Fouquet, dans le service de M. le professeur Grasset.

Il est entré dans nos salles, le 6 novembre 1899, pour
une faiblesse récente de tout le côté droit du corps, et pour
des troubles vertigineux et de la céphalée sans caractères
particuliers.

Son histoire antérieure se résume simplement dans la
double notion de syphilis et d'éthylisme. Il a eu, il y a
6 ans, un chancre et des plaques muqueuses, qui ont été
traitées pendant 5 mois.

Depuis ce moment, il n'avait pas cessé de jouir d'une
parfaite santé, lorsque survint sa faiblesse dans la jambe
et dans le bras droits, dans le courant du mois d'octobre,
progressivement, sans ictus.

Etat actuel, 6 novembre 1899. — Tous les mouvements
sont possibles du côté droit et du côté gauche ; mais la
force est nettement diminuée, surtout aux extrémités,
dans les membres droits.

La face n'est pas prise, ni dans la zone du facial supérieur, ni dans celle du facial inférieur.

Les réflexes sont exagérés partout, aux membres supérieurs comme aux membres inférieurs, mais beaucoup plus à droite qu'à gauche.

La sensibilité n'est affectée en rien.

Les sphincters n'ont jamais été pris. L'intelligence est normale.

Le malade nous signale, cependant, un symptôme assez curieux, c'est la difficulté qu'il a à se tenir debout dans l'obscurité. Notre attention, attirée du côté du tabes, ne nous permet pas de retrouver d'autre symptôme de cette affection.

Les autres appareils sont en bon état.

En résumé : hémiparésie droite, face non comprise, avec exagération notable des réflexes tendineux chez un syphilitique éthylique par artérite sténosante cérébrale.

La double étiologie relevée dans l'observation pourrait laisser un doute sur la nature purement syphilitique de cette artérite. Mais, outre qu'il n'est pas habituel à l'éthylisme de faire des rétrécissements artériels cérébraux, mais bien plutôt de produire l'oblitération complète ou l'anévrysme, le traitement prescrit (injection mercurielle de biiodure et iodure à doses croissantes), en amenant la guérison rapide du malade, donna la clef de la nature de cette artérite.

Cependant, on ne saurait nier que l'intoxication alcoolique n'ait concouru à la confection des lésions artérielles. Et, ce qui témoigne de cette imprégnation du système nerveux par l'alcool, est cette spasmodie généralisée, ces réflexes très exagérés partout, allant presque jusqu'à la trépidation épileptoïde du côté droit.

OBSERVATION V (1)

Artérite cérébrale syphilitique. — Hémiplégie et hémihyperesthésie
sensitivo-sensorielle gauche.
Due à l'obligeance de M. le professeur-agrégé Rauzier
(Documents de la polyclinique)

Charlotte Fl..., 32 ans, lessiveuse, vient demander une consultation pour des troubles paralytiques remontant au 28 septembre de cette année.

Pendant la journée du 28 septembre, elle avait travaillé comme à l'ordinaire, s'était couchée bien portante ; lorsque, vers une heure du matin, en se levant du lit pour uriner, elle tomba raide sur le pavé et resta sans connaissance jusqu'à sept heures du matin.

Après cette courte période d'apoplexie, elle recouvre ses sens et constate qu'elle est paralysée du bras et de la jambe gauches, et que sa bouche est déviée du côté droit. La parole est rendue difficile par la déviation de sa langue ; l'œil gauche est fermé difficilement.

Pendant un mois, elle reste incapable de se servir du côté paralysé, puis la marche devient possible, et, à l'heure actuelle, elle peut faire quelques mouvements avec sa main gauche.

Interrogée sur ses antécédents personnels, elle nie tout chancre et toute éruption, mais nous raconte qu'elle a eu trois grossesses terminées l'une à 3 mois, l'autre à 5 mois, l'autre à 7 mois, sans cause traumatique appréciable. De

---

(1) La malade qui fait l'objet de cette observation est actuellement dans le service de M. le professeur Grasset, au n° 19 de la salle Achard-Espéronnier.

plus, ses cheveux sont tombés, il y a quelque temps, pour repousser ensuite.

A part cela, elle souffre depuis une dizaine d'années de maux de tête très fréquents. Elle n'a pas d'autres antécédents dignes d'être notés.

État actuel. 13 décembre 1899. — Cette jeune femme se présente à nous, la face tirée du côté droit, et cette asymétrie se manifeste encore bien plus au moment du rire.

Son bras gauche est pendant, et sa main, très œdématiée, présente une teinte cyanique très foncée. La jambe est également enflée, et la malade accuse, dans ce côté, une sensation de froid habituelle, qu'il est, du reste, facile de contrôler subjectivement.

Les mouvements des membres, à gauche, sont tous possibles ; elle peut mettre sa main derrière la tête, remuer les doigts, fléchir les divers segments des membres les uns sur les autres, mais tous ces mouvements s'exécutent avec bien moins de force à gauche qu'à droite.

La langue est déviée du côté gauche ; l'œil gauche se ferme moins bien que le droit et, si on essaie de soulever la paupière supérieure, on éprouve bien moins de résistance à gauche qu'à droite.

La sensibilité est atténuée au niveau de la main et du bras gauches, au toucher, à la douleur et la température. L'examen des yeux a montré des réactions pupillaires normales, une acuité égale à $\frac{1}{50}$ à gauche, du côté hémiplégique, à $\frac{4}{10}$ à droite ; une papille légèrement œdémateuse à gauche et un champ visuel très rétréci des deux côtés.

Les odeurs et les saveurs sont moins bien perçues à gauche qu'à droite.

Tous les réflexes tendineux sont exagérés du côté guache, au bras comme à la jambe, il existe même un rudiment de clonus du pied.

Les sphincters n'ont jamais été pris. L'intelligence, faible, est normale.

Le cœur ne présente pas de lésions valvulaires. Les artères radiales ne sont pas scléreuses et, au foyer aortique, il n'existe pas d'éclat diastolique.

Etant donnée l'absence de toute cause pouvant expliquer l'hémiplégie et se fiant sur les antécédents notés de fausses couches à répétition, d'alopécie passagère, de céphalées tenaces, M le professeur Rauzier conclut à une artérite cérébrale syphilitique et institue le traitement mixte.

Cette observation, dont la partie étiologique est pure, exclusivement syphilitique, remet en discussion l'ancienne description de Charcot, des hémiplégies avec anesthésie corticale, aujourd'hui bien ébranlée.

Le traitement mixte mis en œuvre ne pourra guère avoir qu'un effet préventif vis-à-vis des lésions à venir ; il ne peut rien évidemment sur les lésions indirectes déjà constituées.

OBSERVATION VI

(Inédite)

Artérite cérébrale syphilitique. — Monoplégies successives. — Paraplégie spasmodique. — Mort.

Service de M. le professeur Grasset (suppléé par M. Rauzier)

Le 11 septembre 1899, entre au n° 23 de la salle Fouquet un homme âgé de 51 ans, clerc d'avoué, se plaignant de faiblesse de la jambe gauche.

Il a eu la vérole en 1884 et ne s'en est pas soigné. En

1892, sans ictus, sans perte de connaissance, il est pris d'une paralysie du membre supérieur gauche ; en 1894, la jambe du même côté se prend à son tour, incomplètement ; la face n'a été prise à aucun moment.

Ces deux monoplégies successives se sont améliorées très sensiblement sous l'influence d'un traitement antisyphilitique de quelques semaines..

Depuis quelques jours, cet homme sent sa jambe gauche devenir lourde et c'est pour cela qu'il entre à l'hôpital.

Sa démarche est celle d'un spastique du côté gauche, la pointe du pied ne quitte pas le sol.

La force est conservée du côté gauche malade et du côté droit ; mais les faisceaux pyramidaux sont envahis par la sclérose descendante : les réflexes rotuliens sont très exagérés, la trépidation épileptoïde existe des deux côtés. Aux membres supérieurs, les réflexes sont exagérés, plus à gauche qu'à droite.

La face est intacte. Il n'y a pas de troubles pupillaires, ni de troubles sphinctériens.

Les artères sont un peu dures. Rien au cœur. Rien dans aucun autre appareil.

Le diagnostic porté est : artérite cérébrale syphilitique avec dégénérescence descendante des faisceaux pyramidaux.

On institue le traitement mixte : frictions mercurielles et iodure.

Le traitement n'a aucune action sur son hémiplégie. Celle-ci n'a pas progressé ; en revanche, la sclérose pyramidale devient de plus en plus bilatérale et le malade se présente à l'examen, le 15 octobre, comme un paraplégique spasmodique.

A ce moment, apparaissent des troubles d'incontinence : ce sujet est obligé de passer ses journées sur la chaise percée. Il se meut difficilement en raison de la raideur de ses jambes ; les bras sont plus souples.

Le 1er novembre, en l'examinant, nous le trouvons recroquevillé dans son lit, les jambes en flexion, et il est impossible de remettre celles-ci en extension, même avec les plus grands efforts. Le gàtisme est complet. Le malade parle, répond aux questions.

Quelques jours après, se déclarent une vaste escarre au niveau de la région fessière gauche et une petite escarre au talon du même côté. Le 20 novembre, le sujet succombe infecté par la vaste plaie qu'il porte à la fesse.

A l'autopsie, on trouve des lésions très anciennes de ramollissement dans la zone des noyaux gris centraux, sous forme de cicatrices à teinte ocreuse.

Le cœur est friable, non scléreux, le foie est gras, les reins n'ont rien d'anormal. Les artères ne sont pas athéromateuses. L'autopsie de la moelle n'a pas été faite.

Cette lacune est considérable parce qu'elle laisse douteuse l'existence d'une lésion médullaire circonscrite dans la partie inférieure dorso-lombaire.

Les symptômes observés pendant la vie n'exigent pas, on peut l'affirmer, la présence d'une atteinte directe de la moelle, pour être expliqués. Depuis longtemps, en effet, on a démontré qu'une lésion cérébrale unilatérale peut engendrer dans le système des faisceaux pyramidaux une dégénérescence bilatérale, avec ses aboutissants cliniques de gravité croissante : l'exagération des réflexes, la trépidation épileptoïde et la contracture.

Il est des cas où cette dégénérescence, qui n'a pas su respecter la loi habituelle d'unilatéralité, ne reste pas non plus cantonnée exclusivement au système des fibres motrices : elle envahit les cornes postérieures et la substance grise centro-postérieure pour faire l'hémiplégie douloureuse ; elle entame les cornes antérieures pour faire des atrophies musculaires ; elle réalise, en un mot, toutes les variétés de myélite chronique. De telle façon que si les commémoratifs ne sont pas connus, pour une raison quelconque, du médecin, il risque de prendre pour une myélite primitive ce qui n'est qu'une myélite deutéro-pathique émancipée de sa cause.

C'est ce qui est arrivé pour ce malade, qui a fini en médullaire (paraplégie spastique, gâtisme, escarres), après être resté plusieurs mois un cérébral. Son cerveau était guéri.

CHAPITRE VII

CONCLUSIONS

I. La syphilis artérielle cérébrale n'est, en définitive, qu'un mode d'évolution du processus morbide d'artérite, spécifique dans sa cause, mais banal dans sa forme.

II. Elle joue un rôle étiologique prépondérant dans la genèse des artérites cérébrales. Sa place est la première dans la série des processus infectieux à localisation artérielle possible.

III. L'opportunité morbide créée par le surmenage intellectuel, par l'hérédité nerveuse ou par l'alcoolisme est habituelle, mais pas nécessaire dans la production de cette artérite.

VI. On peut classiquement distinguer dans l'histoire de l'artérite cérébrale syphilitique deux périodes : l'une pendant laquelle les éléments nerveux sont troublés fonctionnellement, sans désordres anatomiques définitifs ; l'autre pendant laquelle la lésion est irrémédiablement constituée.

Pendant la première période de troubles fonctionnels apparaissent des paralysies passagères, des aphasies intermittentes, il ne s'agit encore anatomiquement que d'oblitération artérielle incomplète et d'ischémie. Plus tard, les lésions progressent, l'atrésie est absolue, l'anémie est complète : il s'ensuit des foyers de ramollissement ou, si l'artère se laisse distendre et se rompt, des foyers d'hémorragie cérébrale ou méningée avec, dans les deux cas, des attaques apoplectiques mortelles, ou suivies de paralysies définitives.

V. Il n'y a point de rapport entre la bénignité des accidents initiaux et le pronostic des accidents ultérieurs de l'infection.

V. Les déterminations cérébrales de la syphilis artérielle se produisent souvent sans aucun phénomène grave antérieur et à une époque quelquefois très rapprochée du début de la maladie.

VII. Ces syphilis doivent, au plus haut point, préoccuper le médecin, car, dans le cas où elles ne tuent pas le malade, elles compromettent souvent sa santé d'une façon irréparable dans l'avenir. Aussi, la médication devra-t-elle être intensive dans le double but de guérir les manifestations présentes de la diathèse et de prévenir le retour de nouvelles poussées dans la mesure du possible.

VIII. Quelle que soit l'incertitude de nature d'une artérite cérébrale, toutes les fois qu'une maladie valvulaire du cœur ou qu'un athérome avancé ne donnent pas l'explication des accidents paralytiques observés, on doit faire profiter le malade des chances de guérison que donne le traitement antisyphilitique dans une affection où l'insuffisance thérapeutique, en dehors de la syphilis, est notoire.

IX. Quand il s'agit de syphilis cérébrale et d'artérite en particulier, les injections de sels mercuriels solubles trouvent leur meilleure indication d'urgence.

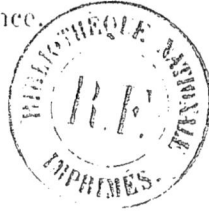

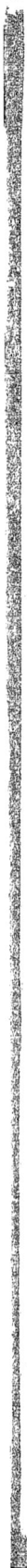

www.ingramcontent.com/pod-product-compliance
Lightning Source LLC
Chambersburg PA
CBHW050529210326
41520CB00012B/2504